# 给孩子的爱眼护眼书

盲智莉——著

中国妇女出版社

**图书在版编目（CIP）数据**

给孩子的爱眼护眼书 / 鲁智莉著. -- 北京 ：中国
妇女出版社，2022.6
ISBN 978-7-5127-2098-5

Ⅰ.①给… Ⅱ.①鲁… Ⅲ.①近视－防治－儿童读物
Ⅳ.①R778.1-49

中国版本图书馆CIP数据核字（2022）第008078号

责任编辑：陈经慧
插画作者：张　帆
封面设计：末末美书
责任印制：李志国

出版发行：中国妇女出版社
地　　址：北京市东城区史家胡同甲24号　　邮政编码：100010
电　　话：（010）65133160（发行部）　　65133161（邮购）
邮　　箱：zgfncbs@womenbooks.cn
法律顾问：北京市道可特律师事务所
经　　销：各地新华书店
印　　刷：北京通州皇家印刷厂

开　　本：145mm×210mm　1/32
印　　张：3.625
字　　数：55千字
版　　次：2022年6月第1版　　2022年6月第1次印刷
定　　价：39.80元

如有印装错误，请与发行部联系

# 序言

　　四年前，我参加儿童青少年近视筛查工作，走进学校、幼儿园，当检查结果显示，天真活泼的小朋友视力低于正常时，心里不免有些遗憾，又有些担忧，他们的爸爸妈妈会按照反馈意见，及时带孩子去医院检查眼睛吗？爸爸妈妈爱孩子是无疑的，但他们对近视的认识和重视，是与时俱进还是停留在他们小时候的认知水平？

　　回想二十多年的临床工作，亲历了近视患者数量越来越多、年龄越来越小的变化。出门诊的时候，遇到一些孩子，虽然年龄很小，初诊就是中度近视，甚至高度近视，家长惊讶又后悔，我心里觉得很惋惜。另外有一些孩子，虽然爸爸妈妈都近视，但很关注孩子的视力问题，及时带孩子检查，定期复查，尽量多带孩子参与户外活动，养成用眼好习惯，近视得到良好控制。我为他们感到高兴，希望每一个孩子、每一双眼睛都能得到这样的呵护！在各种各样有关近视的问题背后，有些爸爸妈妈对于近视仅知道要戴眼镜，而有些爸爸妈妈能讲远视储备、眼轴、角膜塑形镜……想得到"1+1=2"的近视防控答案。面对不同的家长，我都会耐心地解答：让"没顾上管"的家长们重视起来，担负起"保护孩子视力"的重任；帮寻求办法的家长们采取科学合理的解决措施；对过于焦虑的家长，安慰劝导，与他们一起，并肩努力防控近视。

尽管在视光学门诊，患者的平均就诊时间比普通眼科门诊时间长，但是仍然解答不了每位家长的问题。所以我很想通过这本书的编写，简单又系统地介绍近视及相关防控知识，告诉更多的爸爸妈妈，你们的认识、你们的行动，是对孩子最好的关爱！

近视可防可控，不可逆，而且防大于控。对孩子的爱心，以及医者的仁心，让我愿意通过自己的努力，帮助更多爸爸妈妈和孩子，在全社会呵护孩子眼睛的行动中，贡献一份光和热，让孩子的未来更光明！

在本书写作的过程中，得到了很多朋友、老师的帮助，在这里表示深深的感谢！由于学识和写作水平有限，难免有不足之处，恳请前辈和同行们，以及读者提出宝贵的意见，在此也表示衷心感谢！

鲁智莉

2022 年 4 月

# 目录

# 第2章

## 宝宝近视了

第3章

**保护好孩子的视力**

第4章

**常见近视防控问题解答**

第5章

## 儿童其他常见眼病

## CHAPTER ONE

第 **1** 章

# 眼睛里的大学问

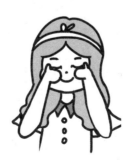

# 眼睛的结构

眼球近似球体，由外面的眼球壁和里面的眼内容物构成，构造复杂、精密。眼球壁由角膜、葡萄膜、视网膜等构成。眼内容物包括房水、晶状体、玻璃体。下面就为大家进行简单介绍。

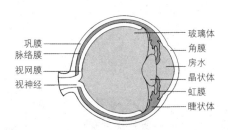

眼球壁和眼内容物

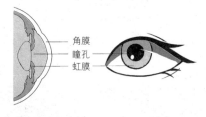

眼睛的侧面观和正面观

## 为什么我们有"黑眼睛"？

所谓"黑眼睛""蓝眼睛"，其实是由虹膜色素多少决定的。虹膜是葡萄膜的最前部，就是构成瞳孔的那一圈结构。东方人的虹膜色素多，为深棕色，所以呈现出"黑眼睛"，而西方人虹膜色素少，所以呈现出"蓝眼睛"。

## 1 角膜

位于眼球最前端的是透明的角膜，它上面布满了神经，非常敏感，有异物入眼或者角膜发炎时，我们就会睁不开眼、不停流泪、眼睛疼痛。平时我们看到的"白眼球"，是瓷白色的巩膜，它致密、有韧性，和角膜共同构成眼球最外层的"保护墙"，保护眼内组织。

## 2 葡萄膜

眼球壁的中间层富含色素和血管，当解剖眼球的这部分时，它看起来像紫色的葡萄皮，因此有了这个很形象的名字——葡萄膜。葡萄膜也叫色素膜、血管膜，共分为三部分，最前面为虹膜，中间部分为睫状体，后部为脉络膜。

①虹膜

葡萄膜的前面部分是虹膜。虹膜负责调节瞳孔的大小，相当于照相机的光圈：光线强时，瞳孔缩小，减少进入眼内的光线；光线暗时，瞳孔扩大，增加进入眼内的光线。

②睫状体

虹膜后面是睫状体。我们既能看清远方，又能看清近处，源动力就是睫状体的收缩和舒张。

③脉络膜

葡萄膜的最后部分叫脉络膜，它给眼睛提供很多营养，又和虹膜、睫状体共同组成眼球的"暗房"，协助成像。

## 3 视网膜

眼球壁的最内层是"大名鼎鼎"的视网膜。它有很多神经细胞，负责接收视觉信息，经过信号转换，再把信息通过视神经传给大脑。

## 4 眼内容物

眼内容物包括房水、晶状体、玻璃体，它们都是透明的。

流动的房水填充眼前部，它参与眼前部的新陈代谢，并决定眼内压的高低。

玻璃体呈无色、透明胶样，填充眼球后部，起支撑作用。

晶状体呈双凸圆盘结构，由睫状体控制参与眼的调节功能。看远处时，晶状体呈扁平状；看近处时，晶状体变凸。老年人晶状体变凸的能力下降，表现为老花眼。透明的晶状体变混浊，称为白内障。

# 眼睛是如何看见物体的

我们是如何看见物体的呢？眼球从前面到后面仅有 2.4 厘米，为何能将广阔世界里的景色尽收眼底呢？

从光学角度看，眼球相当于一部照相机。物体发出或反射的光线进入眼内，依次穿过透明的角膜、房水、晶状体、玻璃体，聚焦（成像）在视网膜上。视网膜所含的上百万个神经细胞轴突汇聚成视神经，负责将"像"的信息沿着视路传入大脑视觉中枢，使人"看见"物体。

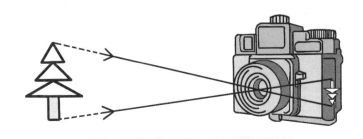

眼睛就像照相机。眼内容物包括房水、晶状体、玻璃体，都是透明的，和角膜一起构成眼睛的屈光系统，就像照相机的镜头。

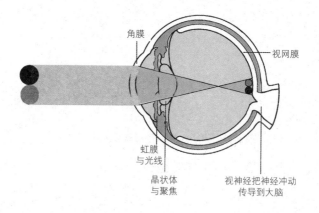

角膜

视网膜

虹膜
与光线

晶状体
与聚焦

视神经把神经冲动
传导到大脑

**眼睛就像照相机**

我们看到熟悉的人，就会联想起他的名字、故事；看到文字，就会懂得其内容和含义……这些都是大脑与视觉配合工作的结果。大脑有很多与视觉相关的结构和功能，例如，视觉信息存储、提取、整合，眼和手、身体协调配合。从这个意义上讲，视觉功能就像一台电脑。

# 眼睛是如何生长发育的

人出生时视力就是 1.0 吗？并非如此。刚出生的婴儿身长平均 50 厘米，眼球也远小于成人。随着孩子一天天长大，眼球会逐渐增长，眼的屈光状态也逐渐从出生时的"远视"趋向"正视"，这是"正视化"的过程。孩子的眼睛在这个生长发育过程中会有一些生理性远视，也就是"远视储备"。

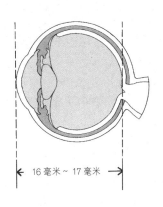

新生儿眼轴

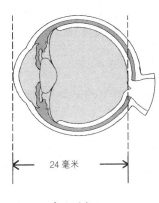

成人眼轴

那么，什么是"远视储备"呢？

新生儿的眼球较小，眼轴长度没有达到成人水平，此时新生儿的双眼处于远视状态，属于生理性远视，我们称之为"远视储备"。随着孩子的生长发育，眼睛的远视度数会逐渐降低并趋于正视。但现在的儿童近距离用眼时间明显提前，眼睛负荷重，导致孩子的"远视储备"被过早消耗，并形成近视。

## 眼球主要屈光成分变化

新生儿眼球前后径为16毫米～17毫米，角膜和晶状体的屈光力较成人大；在出生后的前3年，眼球生长速度很快，前后长度增加约5毫米，角膜和晶状体的屈光力逐渐变小；3岁后角膜曲率变化较小，前房加深、晶状体变扁平，部分补偿眼轴加长带来的屈光变化；到15岁时，眼球前后长度约23毫米，与成人的眼球前后径24毫米相接近。

# 如何保护孩子的"远视储备"

保护孩子的"远视储备"，可有效预防孩子近视，家长应该有从学龄前就形成保护孩子视力的意识。那如何保护孩子的"远视储备"呢？

1. 学龄前的孩子每天要保证不少于2小时的户外活动时间。

2. 学龄前孩子近距离用眼20分钟后应离开座位远眺或闭眼休息。

3. 从小培养孩子正确的用眼习惯及坐姿，做到"三个一"，即眼睛离书本一尺、胸部离桌缘一个拳头、握笔写字时手指离笔尖一寸。

4. 减少孩子使用电子产品时间，一般建议3岁以下的孩子尽量避免使用电子产品，6岁以下的孩子每次使用电子产品的时间不超过15分钟，累计每天不超过1小时。

# 孩子的视力一直在发育变化

判断孩子视力是否正常时，一定要考虑孩子的年龄因素。

孩子的视力是从出生时只有光感，逐渐发育到1.0的。有时候幼儿园或学校体检会提示孩子视力低于1.0，有的家长就担心孩子是不是近视了。其实，根据孩子的视力发育规律，刚出生1个月的婴儿视力只有光感；1周岁时，视力可以达到0.2左右；3周岁时，可以达到0.4～0.6。为便于记忆，教大家一个方法，就是用年龄乘以0.2。到6周岁的时候，大部分孩子的视力可以发育到1.0左右，也有少部分孩子要到8岁时，视力才达到1.0。如果经检查没有影响视力发育的因素，家长则不要焦虑。

家长可以根据儿童的生长发育规律，大致判断孩子是否出现视力下降。切记，一定要考虑孩子的年龄因素。正常情况下可以参考以下标准。

### 儿童各年龄段视力范围

| 年龄 | 视力 |
|---|---|
| 2～3岁 | 视力可达 0.4 |
| 3～4岁 | 视力可达 0.5～0.7 |
| 4～5岁 | 视力可达 0.8～1.0 |
| 6岁以上 | 视力可达 1.0 |

视力属于心理物理学检查。8 岁之前，大脑认知能力未发育完全，小朋友视力检查常常受外界各种因素影响，专业的检查评估更可靠，因此应定期带孩子进行专科检查。

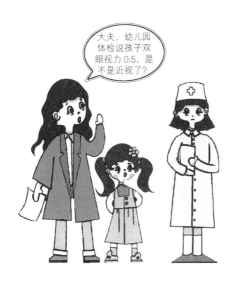

大夫，幼儿园体检说孩子双眼视力 0.5，是不是近视了？

猜猜医生会怎样回答？

可能医生说的第一句话是："孩子今年几周岁？"

# 眼部健康要从出生抓起

孩子的眼部健康要从出生抓起，尤其是早产儿，父母更应注意孩子的视力健康。

早产儿视网膜尚未发育完善，出生后如遇高氧环境，有可能发生早产儿视网膜病变，严重者可引起视网膜脱离，最终导致失明。因此，早产儿父母要及时带孩子到专业机构进行检查，进行相应处理并做好随访。根据2013年我国出台的《儿童眼及视力保健技术规范》要求，出生体重低于2000克的早产儿和低出生体重儿，应当在生后4～6周或矫正胎龄32周，由眼科医师进行首次眼底病变筛查。

正常出生的宝宝，爸爸妈妈要观察孩子上眼睑是否遮挡"黑眼睛"，孩子提眉、抬下颌代偿；"黑眼睛"中央是否发白；出生后眼睛是否流泪、流脓；6个月后双眼是否协调运动，有没有"斜眼"、头颈歪斜。如果爸爸妈妈观察到有以上情况，带孩子到眼科做检查。相关内容详见第5章。

# 近视是眼病吗

　　眼睛结构的任何一部分出现异常,都会出现相应的眼病。但即便眼睛结构正常,眼睛也可能有眼病,例如近视。这里我们先了解一下什么是近视。在眼睛处于放松状态时,平行光线经眼球屈光系统折射后聚焦在视网膜之前,这种屈光状态称为近视。通俗地讲,近视是眼睛屈光成像方面的异常,是眼睛放松时,远处物体经过眼睛这部"照相机"成的像在"底片"(视网膜)的前面,"底片"上的像不清晰(常说的看远处

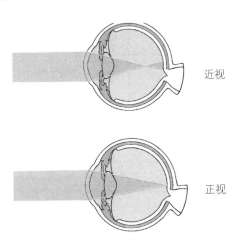

近视

正视

不清），而近处某距离的物体在"底片"上成像清晰（常说的看近处清晰）。

近视分为两类：第一类，眼睛屈光系统的屈光力高于正常，这是临床上常说的曲率性近视，也叫屈光性近视，多是由角膜的曲率过高或晶状体的屈光力高造成；第二类，眼轴前后径过长，临床上称为轴性近视，很多家长都听说过控制眼轴增长来防控近视发展，通常指的就是轴性近视。无论是由于何种原因，当近视的孩子看远处物体时，其光线聚焦于视网膜之前，所以才会出现看远处模糊。

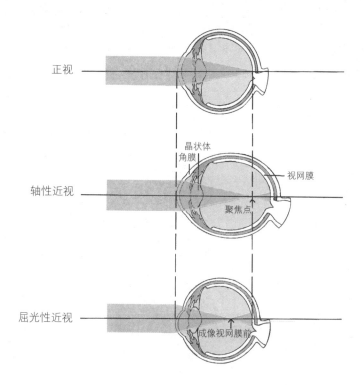

# 教你认识轻度、中度、高度近视

　　轻度、中度、高度近视是近视的另一种分类方法。按近视度数划分，低于 300 度的是轻度近视，300 度～ 600 度是中度近视，而高于 600 度的就是高度近视了。

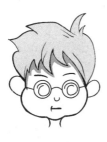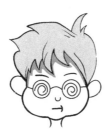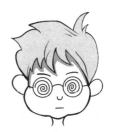

低于 300 度　　　　300 度～ 600 度　　　　高于 600 度
轻度近视　　　　　　中度近视　　　　　　　高度近视

散光是什么？

　　临床上常有家长追问孩子眼睛到底有没有散光。这种视散光如大敌的态度，估计是因为很多人把"散光眼"和

"青光眼"混淆了！散光是屈光不正的一种类型，而青光眼是一种致盲性眼病，是完全不同的两种疾病。

打个比方，散光是眼的屈光力不像圆球那么完美，在不同的方向屈光力完全一样，而是像橄榄球，在不同方向的屈光力是不一样的。散光在临床上常见，规则的散光多可以用眼镜片矫正。但需要注意的是，较严重的散光要尽早矫正，以防影响孩子视力发育，快速加重的散光要排除角膜等结构疾病。

# 近视产生的原因

　　近视是什么原因导致的呢？迄今为止，近视的病因还不完全明确，多数学者认为近视与多种因素有关，其中遗传因素和环境因素影响密切。

　　国内外大量研究显示，近视的发生、发展有遗传性，尤其高度近视遗传的可能性更高。父母双方高度近视，孩子高度近视的可能性会高于父母有一方高度近视的孩子；父母均无近视，孩子受遗传的影响可能性小。

　　现代化的生活方式以及繁重的课业压力，导致儿童近距离用眼时间增加，再加上不良的看书与写字姿势，使得儿童近视发生、发展逐年加重。有研究表明，近距离用眼较多的人群的近视率显著高于近距离用眼少的人群。

　　此外，当儿童户外运动减少时，近视患病率会增加。户外活动时的自然光线刺激视网膜分泌多巴胺，而多巴胺能控制眼轴的增长，进而控制近视的发展。目前的研究证明，户外活动对近视的发生可起到积极的预防作用。

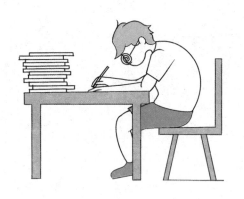

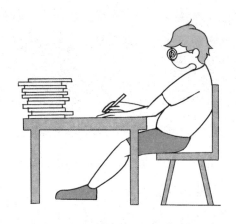

不良写字姿势是产生近视的原因之一

　　还有学者认为，饮食、睡眠与近视发展相关。目前，保证充足的睡眠时间已是儿童青少年防控近视的一项重要措施。关于饮食与眼轴增长、近视进展的关系，还需要进一步的研究来证实。

# 近视对孩子健康的危害

近年来，我国青少年近视发病率已居世界第一。根据 2020 年统计数据，我国近视人数已经超过 6 亿人，儿童青少年平均近视率超过 50%。近视除了带来视远不清，还会给我们带来什么样的危害呢？

在日常生活中，近视后戴框架眼镜会给我们的生活带来一些影响，比如，影响美观，运动时不方便，冬季和夏季进出室内镜片起雾，不能报考某些专业，等等。

从专业的角度出发，近视也会对孩子的健康造成一定的影响。孩子如果是中低度近视，需要及时发现和矫正。若得不到合理矫正，孩子会出现视物模糊、疲劳、眼睛干涩、注意力不集中等情况，影响孩子正常的学习生活，眼轴的增长还可能导致眼球突出。高度近视常会表现出暗视力差、飞蚊症、有闪光感等症状，还常由于眼轴延长，眼球后极部扩张，形成后巩膜葡萄肿。眼部组织还会出现一系列病理变化，如视网膜下新生血管等。与正常人相比，病理性近视患者在年龄较轻时就可能出现玻璃体液化、混浊，玻璃体后脱离，发生视网膜脱离、裂孔、黄斑出血的风险也大大升高。

高度近视如果出现病理性改变，可导致永久性视力损害，甚至失明，这是目前我国成人第二大致盲原因。与治疗相比，更应重视高度近视的预防，家长应让孩子增加户外活动时间、减少近距离用眼时间。具体的防治方法在后面的章节会详细介绍。

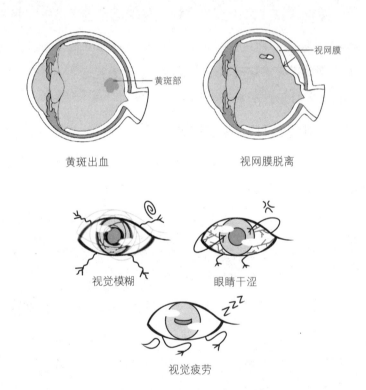

黄斑出血

视网膜脱离

视觉模糊

眼睛干涩

视觉疲劳

# 被隐藏的视觉问题

我们常把眼睛比作照相机，这只是从屈光成像的方面讲，实际上完美的视觉功能远比光学成像复杂得多。每只眼睛作为一部"照相机"注视目标，接收到目标的视觉信息。我们的两只眼睛同时注视目标，各自接收的信息略有差别，分别传到大脑视觉中枢后，会整合成一个立体的像。

即便视力是 1.0，也可能存在视觉功能的问题。我们利用视力表检测视力，只是检测了高对比度下视网膜黄斑中心区的静态分辨能力，但在实际生活中，我们的眼睛在环境背景下大多发挥着动态的应用。这些动态的应用很多，例如：眼睛聚焦远、近不同距离的目标，需要由调节功能保障（就像照相机的变焦镜头）在视网膜上得到清晰的像；双眼保持同时注视一个目标，需要双眼眼外肌协调运动（比如斜视，就不能同时注视一个目标）；眼的调节性集合／调节比值、注视、追随和扫视功能会影响阅读舒适度、阅读效率；视觉信息的识别、存储、提取等需要大脑处理视觉信息的相关部分功能正常。上述问题很多家长不太了解，也很容易忽视，却是孩子常见的视力疲劳、阅读困难的原因之一。如果发现孩子存在上述问题，建议家长带孩子去眼视光学门诊进行检查，必要时应进行视觉训练。

第 **2** 章

# 宝宝近视了

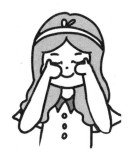

# 如何尽早发现孩子近视了

　　近视的发病近年呈现出的特点之一就是低龄化。发病年龄越低，发展速度越快，发展成高度近视的概率越大，以后出现并发症甚至最终致盲的概率也越大。近视引起的视物模糊多是缓慢的过程，不像突发视力下降容易被觉察到，很多孩子在学校看不清黑板才会明确提出，所以有些孩子首次发现近视时就已经有二三百度。如何尽早发现孩子近视并及时干预，是家长们需要了解、重视的问题，也是举全社会之力，关注儿童青少年近视防控的重要环节。

　　建立屈光发育档案是尽早发现孩子近视的重要途径。通过查看档案可以及时发现孩子视力下降，并进一步检查是否由近视引起，可以在近视前进行预测，提示是否需要早干预。近视尤其高度近视的家长更要重视孩子屈光档案的建立。目前学校会定期检查孩子的视力，注意检查要按标准要求，力求准确，对早发现、早干预孩子近视能起到重要作用。

　　学龄前儿童近视大多需要通过医学检查才能发现。当孩子出现视物眯眼、歪头，频繁眨眼、揉眼，看电视向电视靠近等情况时，应及时带孩子去医院检查。另外，家长也可以在平时有意识地评估一下孩子的视力，如分别盖住孩子的一只眼睛，观察孩子是否拒绝遮住某只眼睛，如果孩子拒绝，提示孩子两眼的视力差距显著。家长还可拿孩子的视力与自己的视力（如果近视，为戴眼镜的矫正视力）相比较，看孩子双眼看清远物的能力是否与自己基本相同，或使用家用视力表为孩子进行视力检查。家长通过上述方法对孩子的视力进行初步评估后，如果发现存在视力问题，应尽早带孩子去医院检查，明确病因。

老师在发现孩子听课时眯眼、揉眼、抄写板书内容要看同桌笔记、借用其他同学眼镜等时，要提醒家长带孩子检查视力。学生每年在校进行视力检查时，老师应提醒孩子认真检查。家长要看结果和反馈信息，按检查结果及时到专业机构复检。

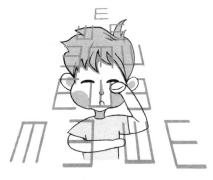

孩子经常揉眼可能是近视了

# 如何判断真性近视和假性近视

眼睛的屈光系统相当于照相机的"镜头"，而且是个"变焦镜头"，即眼睛具备调节功能。孩子年龄小，"变焦"能力大，而且眼睛调节功能不稳定。有部分孩子屈光状态为轻度远视或正视，当他们近距离用眼过度时，睫状肌（负责调节晶状体的肌肉）持续收缩，发生了痉挛，此时看远处时会表现出视远模糊等近视的表现，称为假性近视。

真性近视、假性近视的区别可以通过下页图来帮助大家理解。真性近视的儿童在看远处时，远处的平行光线的焦点并不是落在视网膜上，而是落在视网膜前；而假性近视主要原因为睫状肌紧张，呈现出一种近视状态。

家长如何初步判断孩子是真性近视还是假性近视呢？如果孩子表现出视力时好时坏，尤其是过度近距离用眼后，远视力下降，而户外活动多时，远视力好转，则要考虑是不是出现了假性近视，建议带孩子去医院就诊。

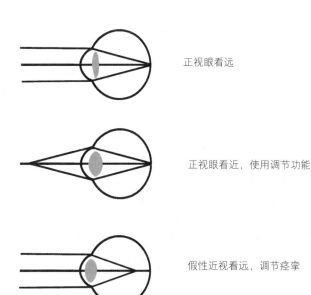

正视眼看远

正视眼看近，使用调节功能

假性近视看远，调节痉挛

**真性近视和假性近视的区别**

为了准确判断屈光状态，临床上医生常会应用睫状肌麻痹验光，即常说的"散瞳验光"，来消除调节功能对屈光度数的影响，明确是真性近视还是假性近视。散瞳后再次检查屈光度，假性近视的近视度数会消失，呈现正视或者远视。有时近视发生发展的初期阶段，散瞳后可恢复正常屈光状态。但若散瞳后，近视的屈光度未降低，或降低的度数小于0.50D（50度），仍为近视状态，我们称之为真性近视。医生或视光师会结合真性近视的度数、裸眼视力、双眼视功能等情况决定配镜矫正及点眼药、视觉训练等进行综合治疗。

# 散瞳对孩子的身体有危害吗

常说的散瞳验光，是使用睫状肌麻痹剂（如 1% 阿托品眼用凝胶等）让睫状肌处于放松的状态下进行验光，是实现儿童精确验光的主要方法。《中国儿童睫状肌麻痹验光及安全用药专家共识（2019 年）》建议，所有儿童初次验光均应在睫状肌麻痹下进行。在医生指导下进行规范散瞳验光，对于儿童近视的检查和治疗，是必要的而且是安全有效的。

但需要指出，各种睫状肌麻痹剂有其适用范围、用药禁忌和注意事项，家长在使用时请务必遵医嘱。如果孩子有以下病史，如儿童心脏病、颅脑外伤、痉挛性麻痹、唐氏综合征、癫痫、对药物成分过敏等，需要明确告知医生。

散瞳后，由于睫状肌被麻痹，可致视近模糊；由于瞳孔散大，可致畏光；使用阿托品后，孩子可能出现皮肤潮红、口干、发热，个别孩子还会出现恶心、呕吐甚至更严重的全身症状。

孩子散瞳后，家长需要注意的事项如下：

1. 使用睫状肌麻痹剂滴眼后，按压泪囊区 2 ～ 3 分钟有助于减轻全身反应。

2. 用药后孩子会出现视近物不清及户外畏光现象，活动时应注意看护，户外活动时可戴帽子或墨镜。

3. 药物应妥善保管，远离儿童。

4. 儿童用药期间应密切观察，一旦出现不良反应或过敏反应体征，应立即停药，及时就诊。

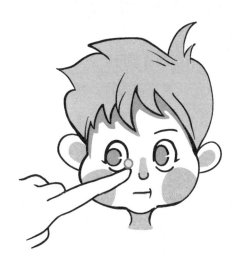

散瞳验光点药后，按压泪囊区

# "快散"与"慢散"有什么区别

睫状肌麻痹剂（常说的散瞳药）有多种，它们的起效时间、持续时间、睫状肌麻痹强度不同，且均有各自的适用范围。儿童初次验光应在睫状肌麻痹下进行，临床上会根据年龄（体重）、屈光不正类型及是否合并斜视、器质性因素等选择相应的药物及浓度，尤其婴幼儿要遵医嘱。

我们通常把用 1% 阿托品滴眼进行散瞳验光的方式称为"慢散"，把用复方托吡卡胺滴液滴眼进行散瞳验光的方式称为"快散"。

下面具体为大家介绍常见睫状肌麻痹剂的使用方法。

1% 阿托品的睫状肌麻痹作用最强，药效作用时间也最长，可达 3 周。1% 阿托品眼膏或眼用凝胶的使用方法为：每天 2 次，连续使用 5 天；或者每天 3 次，连续使用 3 天；年幼儿童可每晚睡前使用 1 次，连续使用 7 天。用药后要进行验光检查，药物作用消除后进行复光。其禁忌证主要有：不足 3 个月的婴儿，唐氏综合征、癫痫、痉挛性麻痹、颅脑外伤、闭角型青光眼、低色素者以及对药物成分过敏者慎用。

1% 盐酸环喷托酯滴眼液具有和阿托品相近的睫状肌麻痹作用，作用时间 6 ～ 24 小时，比阿托品短，滴药后起效时间 30 ～ 60 分钟。使用 1% 盐酸环喷托酯滴眼 1 次，5 ～ 10 分钟后可再使用 1 次，在滴眼后压迫泪囊 2 ～ 3 分钟。使用 1 ～ 3 天后瞳孔及睫状肌调节功能恢复正常。

0.5% 的复方托吡卡胺滴眼液的睫状肌麻痹作用弱，5 ～ 6 小时就能恢复正常。其常用方法为：每 5 ～ 10 分钟使用 1 次，共使用 3 次，最后 1 次点眼 30 分钟后进行验光。

内斜视儿童青少年和 6 岁以下儿童初次验光宜使用 1% 阿托品眼膏或眼用凝胶。在针对屈光性调节性内斜视儿童戴远视足矫眼镜（按睫状肌麻痹验光的全部远视屈光度数配镜）后眼位控制仍不稳定时，可以多次使用 1% 阿托品眼膏或眼用凝胶进行睫状肌麻痹验光。

6 岁以上不伴有内斜视的儿童，初次验光可使用 1% 盐酸环喷托酯滴眼液。对个别儿童使用 1% 盐酸环喷托酯滴眼液验光发现远视屈光度数不稳定（有残余性调节）或短期内视力下降需要排除调节痉挛的患者，使用 1% 阿托品眼膏或眼用凝胶充分进行睫状肌麻痹后进行验光。

0.5% 的复方托吡卡胺滴眼液可用于 12 岁以上儿童青少年的快速散瞳验光。

# 孩子确诊近视后，视力还能恢复吗

截至目前，医学上还没有治愈近视的方法，只能通过科学矫正、改善用眼习惯等一些验证过的方法来控制近视发展。如果孩子确诊为真性近视，只能通过配戴眼镜或实施手术等来矫正视力。

视力是一种主观指标，除了近视度数，调节功能、大脑模糊阈值等也会影响视力检查结果。也就是基于此，经常会有一些商家用"提高视力""治愈近视"等噱头来吸引家长购买产品或服务，但其一般只检查视力，不检查近视度数。视力反映的是黑白高对比情况下、中心区域、静态的形觉功能，视觉还包括色觉、运动、深度等信息。在这里提醒家长们，千万不要相信能治愈近视的宣传，应科学防控近视。当孩子出现功能性视力下降、视疲劳、视物双影等情况，应带孩子到正规医疗单位，运用科学的方法解决。我在临床上遇到一些孩子，视力出现模糊就被家长带到非医疗机构参加"治疗"，主要目的就是不希望孩子戴眼镜。当一年后来医院检查时孩子已经有二三百度的近视，近视不但没治好，还出现度数大幅增长的情况，家长后悔不已。

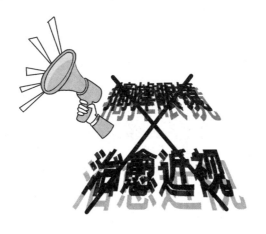

不可相信"近视可治愈"的虚假宣传

# 真性近视后，怎样控制近视发展速度

儿童青少年处于生长发育期，用眼负荷多，确诊近视后近视度数会有发展，年龄越小，发展速度越快。有些家长很担忧，孩子这么小就近视，那以后会不会变成高度近视，如何控制近视的发展速度呢？

控制近视，要保持好的用眼习惯（详见第3章），尽量减少长时间近距离用眼，增加户外活动，注意均衡营养和保证睡眠。对于每年近视增长≥0.75D（75度）的进展性近视，建议进行积极干预。近年的临床实践证明，目前控制近视常用、有效的方法有角膜塑形术、低浓度阿托品滴眼液点眼、功能性框架眼镜等。

角膜塑形术是通过夜间配戴角膜塑形镜，使角膜中央变平，达到暂时降低近视度数的目的。实践证明，配戴角膜塑形镜有一定防止眼轴增长、控制近视发展的作用，其机制是通过减少视网膜周边远视离焦而起到控制作用。角膜塑形镜是一种反几何设计的高透氧硬性角膜接触镜，属于Ⅲ

类医疗器械，直接配戴在角膜上，存在感染的风险，有严格的适应证和验配流程，配戴期间需要定期复诊，有可能引起不可逆的并发症，因此应到有资质的专业机构进行科学严谨的验配。

目前，国内外研究都证实阿托品对控制近视发展有一定的效果。临床上控制近视使用的低浓度阿托品滴眼液多是0.01%的，由于它需要长期使用，所以最好有医生指导，并定期复诊观察。

控制近视发展的功能性框架眼镜指依据离焦理论设计的框架眼镜产品，常见的有新乐学、成长乐、星趣控等品牌，较传统的框架眼镜也可以起到一定控制近视发展的作用。另外，离焦软性角膜接触镜的研发已取得一些成果，会在临床使用。

最新的研究显示，脉络膜供血减少与巩膜变薄、眼轴增长、近视发展有关，这一新成果会带来药物等一系列近视防控新方法的研发。

控制近视发展是多方面因素共同作用的结果，针对不同的孩子，应根据具体情况，听从医生建议，采用个性化的治疗及防控方法。

# 教你看懂验光单

　　查视力和验光是屈光检查中必做、常做的项目，有很多家长搞不清楚两者是检查什么的。

　　视力检查是辨识视力表上大小不同的视标，结果可用 1 分（常说的 0.1，0.2，……，1.0 及以上）和 5 分（常说的 4.1，4.2，……，5.0 及以上）两种记录方法。

　　验光检查是为了明确屈光状态是近视还是远视，有没有散光，分别是多少度。最常见的验光检查方法是电脑验光，医院、眼镜店等都可进行，简单快速。电脑验光仪检查结果如下图。

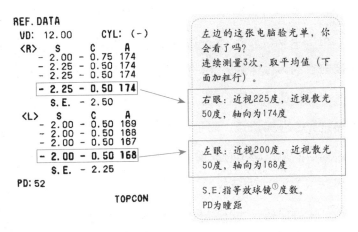

图中的三个字母分别代表如下意思:
"S"代表球镜(即近视/远视度数);
"C"代表柱镜(即散光度数);
"A"代表散光的轴向(与磨制镜片有关)。
数字前的"–"和"+"分别代表:
"–"代表近视;
"+"代表远视。

左边的这张电脑验光单,你会看了吗?
连续测量3次,取平均值(下面加粗行)。

右眼:近视225度,近视散光50度,轴向为174度

左眼:近视200度,近视散光50度,轴向为168度

S.E.指等效球镜[①]度数。
PD为瞳距

电脑验光仪检查结果

电脑验光检查迅速,但受调节功能影响大,有些儿童的检查结果不稳定、数值差异大,更偏向近视。视光师或眼科医生会结合检影验光[②]进行判断,尤其不能配合电脑验光和主观验光时,检影验光的结果会更客观。但检影验光法对医生的技术要求高,需要由经验丰富的视光师或医生来完成检查。检影验光如下页图所示。

---

① 等效球镜指将散光转化成具有相似光学效果的球镜。
② 检影验光指利用检影镜进行客观检查的一种验光方法。

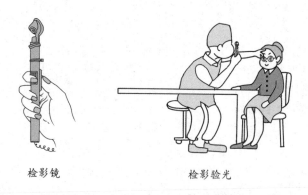

检影镜          检影验光

　　有了电脑验光和 / 或检影验光，视光师或医生接下来会给要配镜的人做插片验光，就是戴上试镜架，通过更换镜片让患者达到最佳矫正视力。这个看似简单的操作，实质包含许多视光专业知识点，测试环节多，质量差距也非常大。验光过程中的测试环节包含雾视、最大正镜最佳矫正视力、散光表法或 JCC 法进行度数及散光的确定、红绿平衡、双眼平衡、主导眼等。上述过程在综合验光仪上完成非常方便，还能进行调节功能和双眼视功能的检查。

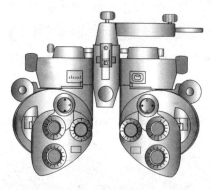

综合验光仪验光盘

验光结果和配镜处方是有区别的。验光检查的结果需结合戴镜者眼位、用眼习惯、原眼镜处方等加以调整，经戴镜者试戴后确定，才会给出配镜处方单，如下图。

### 配 镜 处 方 单

| 姓名： | | 球镜(S) | 柱镜(C) | 轴向(A) | 棱镜 | 基底 | 矫正视力 | 备注 |
|---|---|---|---|---|---|---|---|---|
| 远用 | 右眼 | | | | | | | |
| | 左眼 | | | | | | | |
| 近用 | 右眼 | | | | | | | |
| | 左眼 | | | | | | | |
| ADD（近附加） | | PD（瞳距）远用 ___mm 近用 ___mm | | RPD ___mm LPD ___mm | | PH（瞳高）___mm | | RPH ___mm LPH ___mm |

（日期：  验光师/眼科医师：）

配镜处方单

配镜处方上除了验配的眼镜度数（R为右眼，L为左眼）、球镜、柱镜及轴向均与验光单解读一致，还有很多其他信息，如瞳距（PD）、是否有棱镜、矫正视力、眼镜用途（远用、近用或多用）等，有的还需要瞳高（PH）、近附加（ADD）等参数，并附有眼镜架、镜片和个人信息。

# 近视了必须戴眼镜吗

有很多家长认为，孩子的近视度数小，而且日常生活也没受什么影响，所以没必要戴眼镜。那孩子近视了是否必须戴眼镜呢？孩子近视后应该科学合理地矫正，例如，配戴框架眼镜、角膜接触镜（包括软性的和硬性的 RGP 和角膜塑形镜）或者成年后进行近视矫正手术。如果孩子近视后不戴眼镜，会出现远视力下降，看黑板模糊，而且影响调节功能与集合功能联动关系，容易引起视疲劳，甚至注意力不集中等情况。模糊刺激也会使近视度数增长，不利于孩子的学习及身心健康。

如果近视在 100 度以内，裸眼视力好，可以暂时不戴眼镜，否则确诊近视后，应规范配镜矫正，并定期复查。

# 孩子单眼视力不好是怎么回事

临床上遇到不少初次就诊的孩子，一只眼视力 1.0，另一只眼视力却明显降低。经过系统检查，孩子双眼没有器质性疾病，验光检查结果显示：一只眼是轻度远视或正视，另一只眼是近视。这种情况下，孩子看远处时会使用视力正常的眼睛，看近处时则使用那只近视的眼睛（如果近视度数特别高，不属于此类）。而视力正常的人，则使用双眼同时视物，双眼的像会融合成一个立体的像。

还有些孩子，一只眼轻度远视，另一只眼中高度远视。这种双眼差异大的情况称为屈光参差，有时合并单眼弱视，通常生物学测量结果为双眼的眼轴长度相差较大。

单眼视力不好的孩子因为有一只眼视力正常，不容易自己发现，所以我们建议家长在孩子小的时候就开始建立屈光发育档案、定期检查。如果条件不允许，父母按照前面讲过的家庭自查的方法进行评估。

# 孩子单眼视力不好要戴眼镜吗

为保证良好的双眼视功能，孩子单眼视力不好也要戴眼镜。屈光参差的患者如果不戴眼镜，双眼的调节功能、集合功能需求不同，调节功能与集合功能又是联动的关系，因而会出现双眼视功能异常，导致用眼后眼痛、头痛甚至视物模糊等视疲劳症状。

双眼屈光参差如果差异较大，建议遵医嘱，必要时配戴隐形眼镜。如果合并弱视，除了配戴眼镜，还要进行系统的弱视治疗。

# 早戴眼镜会不会让近视度数越变越大

在临床工作中，常有家长说，孩子戴上了眼镜，度数会加深得特别快。这其实是一个常见的误区。我们要明确，儿童近视后度数确实会增长，年龄小进展较快，这与孩子的生长发育以及过多的近距离用眼相关，并不是戴眼镜导致的。孩子近视后戴上合适的眼镜，视物清晰，使孩子眼睛处于一种放松状态。可考虑使用离焦设计的控制近视的眼镜，辅助正确用眼习惯、多在阳光下进行户外活动等方法，控制孩子近视度数的增长速度。

相反，如果孩子近视了却不戴眼镜，那么孩子在平时生活中视物不清，会通过眯眼或者歪头来使自己尽量看清，使孩子眼睛更容易疲劳。模糊刺激不利于近视防控，尤其是高度数、较小的孩子还可能发生弱视。

# 如何为孩子选配眼镜

当孩子确诊近视需要戴眼镜时，接下来的问题就是如何选择眼镜。市面上的眼镜种类繁多，如何选择适合自己孩子的呢？

目前镜片材质多为树脂。树脂镜片较原来的玻璃镜片重量轻。家长可根据孩子的近视度数，选择不同折射率的镜片，近视度数较大的，可以选择高折射率镜片，以使镜片轻便美观。这是传统的单焦镜片选择。如果需要控制近视发展，目前市面上有通过周边离焦理论来帮助控制近视发展的镜片，如新乐学、成长乐、星趣控等。其价格相对较高，而且有一定验配要求，如果孩子双眼屈光参差过大、矫正视力不好等慎配。

此外，近年来角膜塑形镜（OK 镜）逐步进入大众视野，有很多家长选择夜晚戴 OK 镜，白天不戴镜。角膜塑形镜品牌很多，分为国产的和进口的，设计上分 VST、CRT 两种，家长可听从医生的建议，根据不同的角膜形态特点选择适合孩子的。决定戴 OK 镜，需要专业人员进行相关检查，评估孩子眼表情况、角膜形态等，然后进行试戴，最后订制专属孩子的角膜塑形镜。

选择什么类型眼镜，如何选择镜片，需要家长和孩子听取专业意见，然后共同决定，按需选择。

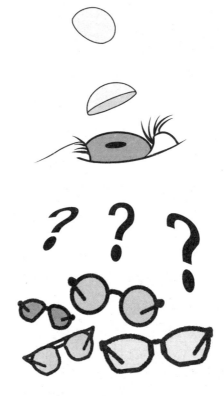

种类繁多的镜片应按需选择

# OK 镜可以治疗近视吗

前面已经讲过，近视目前无法治愈，任何手段都只是延缓近视发展，OK 镜也不例外。OK 镜起到的只是控制近视发展的作用。

OK 镜是采用特殊设计来达到压平角膜中央，降低近视度数的作用，一旦停止配戴，由于角膜的可恢复性，原屈光不正的度数将逐渐恢复。同时，OK 镜属于一种特殊眼镜，和角膜相接触，所以最大的并发症就是角膜感染。为减少感染风险，当孩子生病、抵抗力下降的时候，应停戴 OK 镜。

OK 镜的作用是有限的，有度数和角膜曲率方面限制，其降低近视度数作用是可逆的，停镜后近视度数会恢复。

另外，OK 镜在经济、时间、精力等方面需要家长和孩子付出得较多。

# 近视手术能治愈近视吗？孩子多大可以手术

近视以后只能通过戴镜或手术的方法来矫正视力，不可治愈。无论是框架眼镜（普通单焦眼镜、渐变多焦点眼镜、近视防控框架眼镜）、角膜接触镜（软性隐形眼镜、硬性高透氧角膜接触镜 RGP、OK 镜），还是近视手术（包括各种角膜激光手术、近视人工晶体植入手术），都不能解决近视导致的眼轴延长的问题，以及视网膜脱离等并发症发生率高的事实。目前有的孩子及家长错误地认为近视没关系，长大做手术就解决了，他们只考虑了手术可矫正视力，却忽略了手术有适应证和并发症的问题。

由于戴框架眼镜影响美观又不方便，戴 OK 镜耗时又费力，或者因为体检要求想摘镜，很多人想到了近视手术。那么，孩子多少岁可以做近视手术？近视手术又需要哪些前期检查？如何选择适合自己的手术方式呢？

近视手术分为以提高裸眼为目的的视力角膜屈光手术、人工晶体植入手术，以及缓解眼轴延长的巩膜屈光手术。角膜屈光手术就是平时我们常提到的准分子激光手术、飞秒激光手术等。这类手术通俗来讲就是将角膜削薄，将近视度数换算为角膜厚度，使角膜曲率变平，从而达到矫正视力的目的。人工晶体植入手术主要针对近视度数高、角膜薄等患者，是在患者原有的晶状体前放入一枚晶体，起到类似"眼镜镜片"的作用。巩膜屈光手术主要针对的是病理性近视和高度近视，延缓眼轴的进一步延长，但患者仍需戴眼镜。

一般来说，近视手术需年满 18 岁、近视度数每年增长低于 50 度、有摘镜愿望，而且眼部、全身检查应符合相应手术适应证，无禁忌证。术前需要做相关检查，如角膜地形图、角膜曲率及精确验光等。

近年来近视手术开展较多，安全性较好，可选择的手术方式也多，如果有摘镜想法，可以到医院详细咨询并做相关检查。但需要知道的是，近视手术并不是治疗近视，近视所带来的眼底改变不会随着近视手术而好转。总的来说，近视手术起到的只是一个摘镜作用。

# 警惕病理性近视

一般来说，当孩子生长发育停止之后，近视度数就不会再发展。家长如果感觉孩子的近视度数依旧每年增长，那就要警惕是否为病理性近视。病理性近视除了发育停止后近视继续加重外，还会出现病理性改变，包括角膜后弹力层容易破裂、巩膜变薄、玻璃体混浊、脉络膜萎缩变薄，另外，由于眼轴变长还会出现视盘周围弧形斑。孩子有这种情况，应及时到医院就诊。

对于病理性近视，既往可以应用后巩膜加固术来加强巩膜的抵抗力，延缓近视发展，常用的材料除异体巩膜和阔筋膜以外，还可以应用硬脑膜、肋软骨、耳软骨等生物组织。

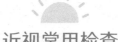

# 近视常用检查

## 1 眼轴长度

眼轴长度指眼球前后径的长度（从角膜表面到视网膜中心的连线），可以用 A 超或 IOLMaster、生物测量仪等测量。一般来说，其他参数不变，眼轴每增长 1 毫米，近视度数增长 250 度～ 300 度。儿童近视后其眼轴长度与角膜、晶体屈光力都有生理性改变，家长应保留好眼轴的检查结果，这样可以对近视度数的增长起到一个很好的监测评估作用。

## 2 角膜曲率

角膜曲率指角膜的弯曲程度，通常用角膜曲率半径或角膜屈光力表示，电脑验光仪或角膜曲率计、角膜地形图等进行测量。角膜曲率半径越小，屈光力越大。

眼的屈光状态取决于眼轴和眼屈光力两个因素，角膜和晶状体屈光力是眼屈光力的主要组成部分。

第 **3** 章

# 保护好孩子的视力

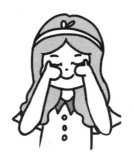

# 不要忽视学龄前的视力防护

除遗传因素外，近视的发生发展受环境因素影响大，家长要有把近视防控关口前移的意识。学龄前是早期近视防控的关键期。从学龄前采取防控措施，家长会在孩子近视防控方面"大有作为"。

临床上常遇到的低年龄段近视小朋友，大多爱看书、喜欢画画、从小就坚持练琴……保护孩子的视力，我们能做些什么呢？

学龄前儿童最好少读、写。孩子阅读要选择与年龄相应的字体大小的读物、绘本，学习钢琴等乐器可以将琴谱放大复印。

2022年3月1日起，由国家市场监督管理总局（国家标准化管理委员会）批准发布的国家标准《儿童青少年学习用品近视防控卫生要求》（标准号：GB400700-2021）正式实施。根据标准，学龄前儿童的学习读物，字号应不小于"3号字"，字体以楷体为主。近距离用眼要控制好时间和距离。

用眼距离不要小于 50 厘米，每次不能持续时间太长——不要超过 20 分钟。

　　不要让孩子过早写字，不要过早接触电子产品。接触电子产品不但存在近距离用眼对视力的影响问题，还容易引起干眼、视疲劳等问题。使用电子屏幕时，眨眼频次会降低，如果使用时间过长，容易出现眼干。眼干不适会刺激性地引起孩子频繁眨眼、挤眼、揉眼。临床上给出现这样症状的孩子检查，有时看到孩子睑缘有透明的小泡（睑板腺分泌物堆积），多由于看屏幕时间过久引起。

　　孩子在学龄前要多参加户外活动，太阳光照射对近视有预防作用。

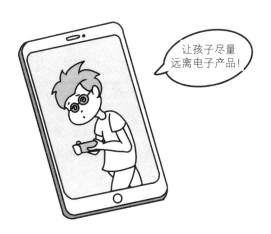

让孩子尽量远离电子产品！

# 及早建立儿童青少年屈光发育档案

建立儿童青少年屈光发育档案即建立儿童青少年视力健康档案，是防控儿童青少年近视的重要环节。它可以早发现孩子的远视储备降低，以便及时进行近视预警、及时干预，避免近视过早发生，有效降低高度近视发生率。

一般来说，从 3 岁开始我们就可以给孩子建立屈光发育档案。屈光发育档案都记录什么呢？主要包括下列几项内容。

1. 屈光发育内容：年龄、视力（裸眼视力、矫正视力）、验光检查结果（根据具体情况做显然验光、睫状肌麻痹验光、电脑验光、检影验光全部或部分）、生物测量参数（角膜曲率、眼轴长度、前房深度等）。定期做上述检查，查看数据的变化情况。

2. 眼健康检查：眼前节、眼底检查。记录眼位、眼压、双眼视功能等。

3. 相关因素询查：近视等家族史、戴镜史、身高、近距离用眼时间及习惯、户外活动时间、睡眠时间、饮食习惯等。

那么，是否每次就诊我们都要做所有检查项目呢？并不是这样的。首次建立档案时，医生会对孩子进行病史等相关因素采集，并做全面的眼健康检查、屈光方面系统检查，以后复查遵医嘱进行。通常视力和验光检查每次都需要进行，生物学测量会定期进行，而散瞳验光、眼位、双眼视功能等检查项目，医生会根据具体情况决定什么时间进行。

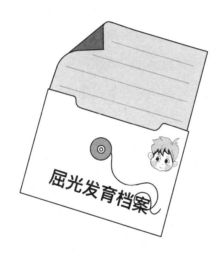

及早给孩子建立屈光发育档案

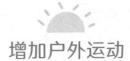

# 增加户外运动

　　增加孩子阳光下的户外活动时间能有效预防近视。户外活动不但有益于孩子的身体健康、增加协调性，而且运动时环境开阔，视线所及目标远，眼睛也容易放松。还有非常重要的一点是，阳光对预防近视有积极肯定的作用。阳光可以给眼睛的巩膜"补钙"，有利于控制眼轴稳定。

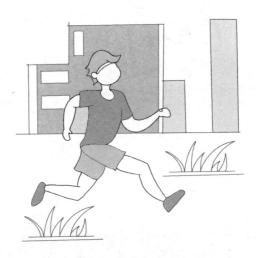

增加户外运动可有效预防近视

因此，家长要营造良好的家庭体育运动氛围，积极引导孩子进行户外活动或体育锻炼。鼓励、支持孩子参加各种形式的体育活动，督促孩子认真完成体育作业，使其掌握 1～2 项体育运动技能，引导孩子养成终身锻炼的习惯。学龄前儿童、小学生每天户外活动时间要保持在 2 小时以上。

# 膳食均衡，睡眠充足

　　防控近视也要保证均衡营养和充足的睡眠。儿童青少年饮食搭配要均衡合理、多样性，少吃高糖和油炸食品，多吃水果、蔬菜等。

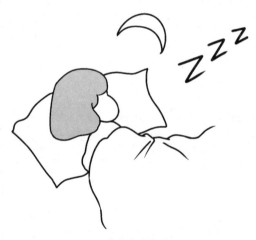

让孩子睡眠充足

　　学龄前儿童每天要保证 10 小时以上的睡眠时间，小学生要保证每天 10 小时睡眠，初中生要保证每天 9 小时睡眠，高中生要保证每天 8 小时睡眠。针对有效减轻义务教育阶段学生过重作业负担和校外培训负担等问题，2021 年相关部门已经出台具体落实措施，以保证孩子的睡眠时间。缺乏睡眠，孩子精力不足，听课质量下降，学习效率低下，又压缩睡眠时间……这是恶性循环，时间久了不但影响近视防控，还影响孩子的身体健康。

# "20-20-20" 护眼法则与 "三个一"

    "20-20-20" 护眼法则指近距离用眼 20 分钟，远眺 20 英尺（约 6 米）的远处 20 秒。这是近距离用眼的护眼方法，其宗旨是不要长时间、持续地近距离用眼。低年龄段儿童用眼的持续时间要短，休息的方法可以是眼保健操、身体活动等方式。随着年龄的增长，持续用眼时间可适当延长，但即使成年人也要坚持养成近距离用眼与远眺（或眼保健操、身体活动等）交替的用眼习惯。

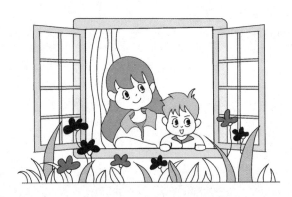

学会使用 "20-20-20" 护眼法则保护眼睛

不论是预防近视还是控制近视发展，正确的读写姿势都不容忽视。好习惯要从小养成，避免不良用眼行为。传统的"三个一"，即"一尺、一拳、一寸"，指的是看书和写字时眼睛与书本距离应约为一尺（33 厘米），身体与课桌距离应约为一拳，握笔的手指与笔尖距离应约为一寸（3 厘米）。而且，读写时不要歪头，双眼与阅读物的距离要相等，握笔的手指不要遮挡视线。

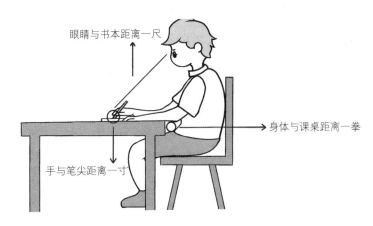

"三个一"读写姿势有利于防控近视

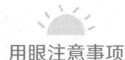

# 用眼注意事项

　　家长以身作则对孩子的成长至关重要，包括日常生活中对眼睛的保护。家长应当了解科学用眼、护眼的相关知识，平时给孩子树立榜样，带动和帮助孩子养成良好的用眼习惯。0～6岁是孩子视觉发育的关键期，家长应当尤其重视孩子早期视力的健康与保护，要早发现、早干预常见眼病，并及时预防和控制近视的发生与发展，改变"重治轻防"的观念。除了上面提到的"20-20-20"护眼法则、"三个一"等护眼防控措施，防控儿童青少年近视，还要注意以下问题。

**1** **经常关注家庭室内照明状况，晚上看书时灯光要合理**

　　晚上看书时，要选择合适的台灯。灯光太强，会直接刺激眼睛；灯光太暗，看书又比较费力。为孩子选购的灯具应通过国家强制性产品认证，而且看书时眼睛和书要保持一定的距离。

## 2 不要躺着、走路或者乘车时看书

很多人都喜欢躺在床上看书，因为躺在床上非常舒服，但是躺在床上看书或者走路、乘车时看书，都容易引起视疲劳，还容易造成近视。

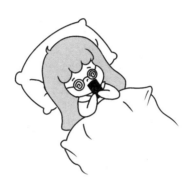

不要让孩子躺在床上用眼

# 多久为孩子复查一次视力

## 1 学龄前儿童什么时间进行视力筛查？

学龄前儿童视力异常率逐年升高，并随着年龄的增长而升高，因此视力筛查要及早进行，如发现问题可以早采取措施进行干预。

学龄前儿童眼球屈光系统仍在发育，眼球较成人小，此时表现为生理性远视，不过儿童的眼睛调节能力相对较强，所以这种生理性远视对视力不会造成影响。但是由于电子产品的普及和不规范早教的流行，儿童近距离用眼时间提前、增多，加上户外运动时间减少，孩子很容易出现远视力下降，呈现近视的表现。实际上，这种表现是眼部调节痉挛导致的，也就是我们常说的假性近视，但如果未早期发现并采取有效措施，就会发展成真性近视。

从屈光角度出发，没有特殊病史和异常表现的学龄前儿童，建议 3 岁时建立屈光发育档案，包括眼健康检查和记录视力、屈光状态、眼轴等眼参数，之后每 3 ~ 6 个月定期检查。视力不符合正常发展规律、视力下降时，频度遵医嘱增加。3 岁左右的孩子具备一定的认知能力，能配合视力及屈光检查，以及可能需要的矫正、训练等。目前屈光发育档案尚未全面普及，家长要把不同时间孩子的眼睛检查、视力检查结果及验光报告保存好，就诊时携带，让医生对孩子的屈光发育状况有更准确的评估。

## 2 小学生多久进行一次视力筛查？

随着社会的发展、信息化的普及，电脑、手机、平板等电子产品被越来越多的儿童使用。孩子的户外活动时间减少，课业压力逐年增大，除了学校的作业还增加了课外补习以及兴趣班的作业，使孩子的近距离用眼时间增多。这些环境因素促进了近视的发生发展，使儿童近视的发生率越来越高。2018 年，全国儿童青少年近视筛查结果显示，小学生平均近视率 36%，并随年级的升高而升高。

建议小学生每间隔 1 ~ 2 个月进行一次家中视力评估，其中注意每只眼都要单独看，因为双眼检查会掩盖单眼视力不佳。若视力没有明显下降，每 6 个月到正规医院进行视力及屈光检查，同时复查眼轴、角膜曲率等记录在屈光发育档案里。另外，高度近视要注意视网膜的检查。如果感觉孩子视力有明显下降，应随时就诊。

### 3 中学生多久进行一次视力筛查？

初高中阶段，孩子课业负担加重，户外活动时间更少。鼓励孩子多进行户外运动，对眼睛和身体都有益处。如果视力没有突然明显下降，一般建议每6个月进行一次系统检查，记录在屈光发育档案里。具体到每个孩子，检查时可遵医嘱安排下一次就诊时间。

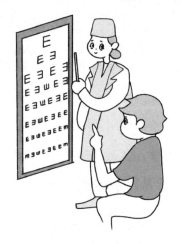

学龄前孩子每3~6个月定期进行视力及屈光检查。

小学生每6个月进行一次视力及屈光检查。

中学生每6个月进行一次视力及屈光检查。

按时带孩子进行视力筛查

# 眼保健操对预防近视有作用吗

　　近视与遗传、环境等因素有关，单纯地做眼保健操不能起到预防和治疗近视的作用。但学生在课间，或者成人近距离用眼后，闭上眼睛认真地做眼保健操，可以使眼睛得到放松。另外，眼保健操按摩穴位、疏通经络、活跃气血，因此

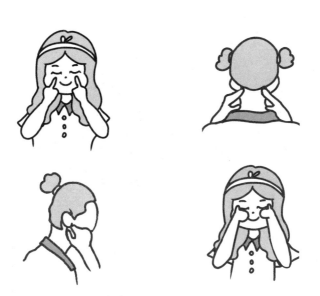

认真做眼保健操可使眼睛得到放松

缓解视疲劳的作用是肯定的。目前，各地出了不同版本的眼保健操，都能起到缓解眼睛疲劳的作用。能否通过改善眼部供血或者设计能改善眼部供血情况的眼保健操，进而防控近视，还需要更多的研究。

# 如何缓解视疲劳

人眼视物的负荷超过其视觉功能所能承载的，会导致用眼出现视觉障碍、眼部不适或伴有全身症状等，这就是常常提及的视疲劳。不同的人视疲劳表现不同，可以是视物模糊且无法长时间视物、眼部酸胀、眼睛干涩、畏光、流泪、异物感、烧灼感、文字跳跃等。

按照病因不同，视疲劳可以分为三类。第一类，与眼部因素相关，屈光不正不矫正或矫正不当、调节功能或/和双眼视功能异常、屈光参差、有眼部手术史、老视、眼表问题等均可能引起视疲劳。第二，与环境因素相关，近距离阅读及学习过久，工作时的光线不良，包括照明不足致对比度下降，照明过强致眩光等。其中最典型的就是视频终端综合征，它是指由于长时间操作视频终端产品而导致的视疲劳的症状。第三，与精神、心理和全身因素相关，精神压力大、神经衰弱或有神经官能症的人更容易出现视疲劳。出现视疲劳有时原因不是单一的，而是综合的。

如何缓解视疲劳呢？对于视疲劳者，从分析原因入手，去除身心因素、改善环境条件后如果发现是眼部相关的问题引起的，应全面检查眼健康和视功能，科学、合理地矫正近视、远视、散光，尤其要关注屈光参差、调节功能和集合功能异常等问题，评估眼表状态如睑板腺功能、干眼等。

第 **4** 章

常见近视防控问题解答

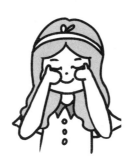

# "护眼灯"真的可以护眼吗

首先,"护眼灯"属于商业概念,针对人眼而言,最佳的光源是散射的自然光。光线在眼球的屈光发育过程中发挥着重要的调控作用,不良的照明光源容易引起视疲劳,甚至加重近视,良好的照明能提高用眼舒适度、用眼持久性。中小学阶段的孩子,每天约 8 小时都在人工照明环境中度过,那如何选择照明光源呢?

针对所有家庭、教室和类似场所作为读写照明用的台灯和宣称"护眼的台灯",国家市场监督管理总局和国家标准委发布了国家标准 GB/T 9473-2017《读写作业台灯性能要求》予以规范。

针对学校,卫健委也提出了《中小学校教室采光和照明卫生标准 (GB 7793-2010)》。校园教室照明标准包括以下几点:照度优、无眩光、显色指数高、无光频闪危害、色温适中、无蓝光危害,各项指标都有明确参数规定,在此不予赘述。

家庭选购台灯时，可以重点关注以下参数：

1. 无光频闪危害；

2. AA 级照度；

3. 避免蓝光危害；

4. 显色指数越高越好；

5. 关于色温，一般阅读可选择 4000K 左右的灯，柔和中带点黄，休息时可使用低色温光源。

随着全社会近视防控工作的推进，将有更多、更新的国家标准出台。

# 桌面台灯使用小建议

## 1 台灯的摆放位置

注意不能将台灯放在人的正前方，以免在纸上产生反射眩光。

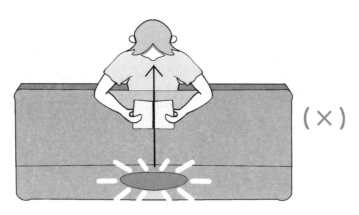

台灯不能放在人的正前方

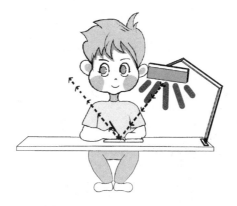

台灯摆放位置要注意避开手的遮影

台灯的摆放位置还应注意避开手的遮影（如右手写字，台灯宜放在左侧前方）。

## 2 桌面材料及其颜色选择

台灯放置的桌面应选用淡色无光泽材料制成的（桌子不宜用黑色或深色，且不宜有光泽），与阅读材料颜色相近，不宜选用玻璃桌面。作业—背景亮度比取决于正常的作业面与背景工作面之间的亮度差。中等亮度的亚光工作面能提供柔软、舒适的背景，可帮助长期有纸面作业需求的孩子改善视疲劳。

黑暗的工作面，第一印象引人注目，纸作业面与工作表面的背景之间形成强烈亮度比。长期在黑暗工作面进行纸面工作很可能会引发视疲劳。有光泽的工作面将灯具、天花板和墙的亮度反射回使用者，可能产生光幕反射，反射回的眩光会使人分心或厌烦。

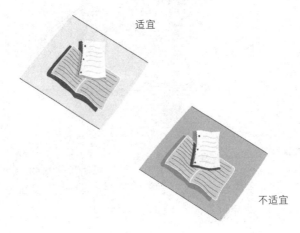

桌面材料及颜色的选择

### 3 作业面与周围环境的亮度比

为营造舒适的照明环境，北美照明工程协会（IESNA）推荐台灯工作时周围和作业照明方案：在桌子的前面或侧面使用直接照明 / 间接照明的壁灯或低亮度天花板安装式灯具。

# 孩子成年后近视度数就不会再增长了吗

正常情况下，成年人的眼球发育已完善，读书的时间也没有学生时代多，视力状况一般会比较稳定，近视不容易再发展，即原来的近视度数不增加。然而，成年人如果不注意用眼卫生，用眼过度，也会有视远模糊感，近视程度略有增加。在临床中常见的是，手机、电脑等电子产品过度使用，或者阅读、书写过多，引发视远模糊，而且还可能引起眼疼、头疼等问题。检查后发现，近视度数没增加，是调节功能出现异常所致。

另外，有些病理性近视，成年后眼轴仍在生长，近视度数会逐渐增加，容易有眼底并发症发生而影响视力。

家长应该为孩子树立良好的榜样，注意用眼卫生，避免长时间近距离用眼，多参加户外活动。

# 戴眼镜会让眼睛变形吗

戴眼镜不会让眼睛变形！

临床上有很多家长因为担心眼睛变形，而不愿给孩子戴眼镜。近视患者摘下眼镜后觉得眼睛凸出，这是视觉上的感受，戴上近视镜会给人眼睛略有缩小的视觉效果。不是戴眼镜使眼睛凸出，而是近视本身造成的。

眼球是否前凸，一方面与每个人的解剖结构有关，另一方面受眼轴的长短影响。一般来说，成人近视度数每增加250度～300度，对应的眼轴长度会增加1毫米，近视的度数越高，眼轴越长。尤其是高度近视的人群，他们的眼轴会比一般人长一些，有可能表现为眼球凸出，但这和戴不戴眼镜没有关系。

因为眼镜有矫正视力的作用，科学、合理地矫正能减缓近视度数的加深，还可使眼轴加长的问题得到控制。

# 戴眼镜会越戴近视度数越大吗

戴眼镜不会使度数增大，相反，配戴合适的眼镜，可以适当延缓近视度数的增长速度。

青少年近视绝大部分是轴性近视（眼轴长度超过正常发育长度导致的近视），就像孩子的身体不断长高一样，眼轴长度也有增长，加之孩子课业繁重、不健康的用眼习惯等，都会造成近视度数不断增大。如果已经近视还不配戴眼镜，会视远物模糊，影响调节功能与集合功能的相互关系，容易引起视疲劳。模糊刺激也可能诱发眼轴延长，进而导致近视度数不断加深。所以，孩子一旦近视，应尽早为孩子配戴合适的眼镜。

# 绿色植物可以缓解视疲劳吗

眺望远处的花草树木会让眼睛得到放松，缓解视疲劳。这主要是因为长时间注视近处时，眼睛持续工作负担重，而看远处的绿色植物时视线向前，焦点在远处，眼睛的调节功能与集合功能均放松，可以缓解睫状肌、内直肌的紧张状态。这就是我们在"长时间"和"近距离"用眼时，提倡大

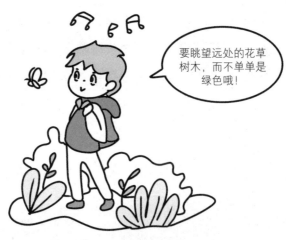

要眺望远处的花草树木，而不单单是绿色哦!

眺望远处的花草树木可缓解视疲劳

家要掌握"20-20-20"护眼法则的原因。大自然中的绿色容易使人身心放松，但单纯的绿色并没有预防、治疗近视的作用，重点在"远方"。

# 孩子单眼视力不好会造成斜视吗

如果单眼视力不好，且双眼视力相差比较大，不能使用双眼同时视物，有可能导致斜视的发生。

由于单眼近视或远视造成的单眼视力不好，要早发现，及时戴镜矫正，避免单眼弱视甚至斜视的发生。如果由于某些眼病造成的单眼视力不好，如单眼先天性白内障，要对症治疗，并在术后要重视屈光矫正和双眼视功能。

# 药物可治愈近视是真的吗

如前所述，至今还没有治愈近视的方法，不论是手术，还是药物。临床上很多妈妈问叶黄素能否治疗近视。叶黄素对眼睛的益处主要是抗氧化和光保护作用，如可用于老年黄斑变性的防治，但对近视治疗没有直接作用。目前应用较多的低浓度阿托品滴眼液，对于延缓眼轴增长、控制近视发展有一定作用。目前近视研究是全球热点，相信将来会有更多防控近视方面的成果推广给大众。

# 防蓝光产品靠谱吗

　　蓝光是可见光的组成部分。不是所有蓝光都有害，有害蓝光是指短波蓝光，尤其是波长 400nm ~ 440nm 的部分，能量高、穿透性强。长期的过量蓝光辐射会引起眼底视网膜的慢性光损伤，造成眼底黄斑病变。而波长 480nm ~ 500nm 的部分是有益的，对人的睡眠、情绪、记忆力有调节作用。

　　手机、iPad、电脑等电子产品的显示屏（如 LED 显示屏、OLED 显示屏等）发出的光都包含短波蓝光。孩子的瞳孔大，晶状体透明，短波蓝光的透过率会更高。为了降低高能短波蓝光对人眼的伤害，防蓝光技术应运而生。例如，智能手机的"护眼模式"，是一种软件防蓝光技术，使图片"偏黄色"，且亮度和对比度降低，但长期使用还是会造成视疲劳。还有硬件防蓝光技术，它需要调整 LED 芯片，以减少显示器蓝紫光使用率，蓝光滤过率高，但目前主要应用于高端电视产品。

　　此外，大家更熟悉的是"贴膜防蓝光技术"。它可应用于电子屏幕，如手机贴膜，也可用于镜片镀膜。然而，贴膜的有效性目前尚有争议。例如，防蓝光眼镜：有的采用透明材料，对蓝光阻隔能力不理想；有的采用过滤性强的有色镜片，防蓝光效果好，但会导致人眼所见的景物加上一层黄色滤镜，这在实际工作中会造成不便，甚至产生色差。给儿童配戴防蓝光眼镜，会同时阻断有益蓝光，因此还是要通过减少电子屏幕使用时间降低蓝光损害。对特殊工作性质的成人，如果面对电子屏幕时间过多，可配戴防蓝光眼镜。

第 **5** 章

# 儿童其他常见眼病

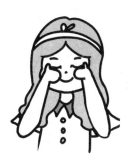

本章为大家介绍一些儿童常见眼病。对于儿童眼病，家长在日常生活中应多注意孩子的日常行为，越是早发现问题，越早治疗，效果就越好。

# 斜视

斜视是眼科常见病、多发病。斜视是指两眼不协调，一只眼注视某个目标时，另一只眼的视线偏离该目标，可以偏向内、外，或者偏向上、下。

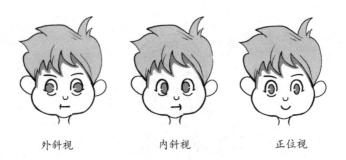

外斜视　　　　　　内斜视　　　　　　正位视

斜视一方面影响外貌，可对患儿产生心理影响，如不自信、不愿和人交流。更重要的是，斜视可导致弱视，影响双眼视功能发育，影响立体视，成年后无法从事飞行员、演员、测绘员等工作。有些斜视的患儿依靠偏头、侧脸等特殊头位来弥补正常视物的不足，时间久了，还会导致面部、脊柱骨骼发育问题。

比较明显的斜视，从外观上家长就能发现，比如向前方看时双眼视线不平行；也有一些斜视是在向某一个方向注视时才表现出来，需要家长细心观察发现；有些斜视患儿在明亮的地方或阳光下，常常眯着一只眼看东西。另外，看到孩子歪头、侧脸看东西时，也要带孩子检查是否有斜视问题。

有些孩子的鼻梁骨发育不完全，内眼角侧白眼球被部分遮盖，看起来像"斗鸡眼"，当捏起鼻梁皮肤拉开时，眼睛位置就显示正常了；也有些孩子是内眦赘皮，表现出假性的内斜视。

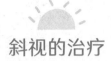

# 斜视的治疗

　　调节性内斜视可以通过配戴合适的眼镜进行矫正，不要误行手术治疗。而其他许多类型的斜视是需要手术治疗的，而且手术后一定要关注双眼视功能的情况，必要时进行视觉训练以巩固手术效果和改善双眼视功能。比如外斜视，手术后往往需要集合训练。过去多数患者手术后就认为治疗终止，部分出现了复发，因此术后要辅助视觉训练。手术的时间，医生会针对不同个体的具体情况决定，就诊时需找斜视专科医生。

# 弱视

　　"弱视"这个名词很多人都听说过，但大多数人可能不知道弱视实质上比近视严重得多。因为近视虽然看远处模糊，但近距离视物却没有问题，配戴近视眼镜后远视力也会达到正常水平。而弱视如果不能早发现、早治疗，会造成孩子一辈子的视力低下，且无法通过眼镜矫正达到正常视力水平。那么，弱视是什么呢？

　　弱视指眼球没有器质性病变，在视觉发育期由于异常的视觉（如单眼斜视、屈光参差、高度屈光不正以及形觉剥夺）引起的单眼或者双眼最佳矫正视力下降，或者双眼矫正视力与视力表相差 2 行以上。诊断时要参考不同年龄儿童的正常视力下限，其中 3 岁为 0.5，4 ～ 5 岁为 0.6，6 ～ 7 岁 0.7，7 岁以上为 0.8。

　　孩子弱视有哪些表现呢？

　　如果弱视发生在视觉发育期，孩子不会清楚地表达出来。如果出现下列情况，家长要引起注意，看孩子是否有弱视：

●孩子眼位有偏斜。

●孩子上睑下垂，"黑眼睛"发灰、发白。

●眼部检查或建立屈光发育档案时发现风险因素，如远视大于 500 度、散光大于 200 度、屈光参差远视球镜大于150、散光大于 100 等。

## 弱视的分类

1. 斜视性弱视：顾名思义，就是两只眼睛的注视方向不一致，偏斜的眼睛视力不好。

2. 屈光不正性弱视：当出现高度屈光不正时，我们眼睛无法在视网膜上形成清晰的像，其中造成弱视的以高度远视及散光最为多见。

3. 屈光参差性弱视：指两只眼睛度数相差过大，一只眼睛视物清楚，一只眼睛视物不清楚，久而久之，大脑就对视物不清楚的眼睛所成的像呈现出不接受的状态，导致这只眼睛发育迟缓，形成弱视。

4. 形觉剥夺性弱视：指孩子患有先天性白内障、上睑下垂、角膜白斑等疾病，影响视网膜成像，使眼睛无法视物，无法给大脑一个清晰的像，导致弱视。

# 孩子被诊断为弱视，家长需要做什么

1. 如果是形觉剥夺性弱视，首先要去除先天性白内障或先天性上睑下垂等导致弱视的原因，之后继续关注屈光矫正的问题。

2. 如果是斜视性弱视导致的，需要手术矫正斜视，然后结合遮盖疗法提高弱视眼视力。遮盖疗法即遮盖健眼，强迫弱视眼使用，是迄今为止最为有效的治疗方法。

3. 压抑疗法：健眼点阿托品使瞳孔散大，配戴矫正眼镜，视远清楚。弱视眼这时被"强迫使劲看近处"，以提高视力。

4. 视觉训练：相当于让弱视眼进行高强度的劳动，充分地使用，进行精细的视觉训练，如串珠子、描红等精细作业。

弱视越早发现、越早治疗，效果就越好，所以家长要有定期带孩子检查视力的意识。如果条件受限，也要在生活中细心观察孩子的外貌及行为表现，早发现问题，及时带孩子到医院检查，保障孩子眼部健康。

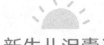

# 新生儿泪囊炎

首先介绍什么是新生儿泪囊炎。

新生儿泪囊炎，也称先天性泪囊炎，主要是由于鼻泪管下端发育不完全（下端开口处被 Hasner 瓣膜部分或者全部遮盖），导致泪水在该处积存，继发感染导致。

新生儿泪囊炎发病率较高，在新生儿中达 4% 左右。有的家长在宝宝出生后发现：宝宝没哭但是溢泪，或者眼睛总是泪汪汪的；眼睛有分泌物，尤其睡醒时眼角出现分泌物；内眼角略隆起，有时发红，压迫内眼角的泪囊区可以看到有分泌物溢出。这时候家长就要带宝宝到医院，明确是不是有新生儿泪囊炎的情况。

确诊之后家长就会问，这种病能不能治好呢？

有些新生儿泪囊炎随着宝宝的生长发育，Hasner 瓣膜会打开，泪道通畅就自愈了。出现新生儿泪囊炎，首先可以滴眼药配合按摩治疗，具体方法是：

在按摩之前，家长需要洗手、剪指甲，以确保不增加感染机会和划伤宝宝。固定宝宝头部，用食指指腹按压鼻根部的泪囊区，沿鼻根向鼻翼方向由上向下按摩，借助积液压力冲破鼻泪管残膜或阻塞物。按摩之后，按医嘱滴用眼药水。每天可以按摩 2 ~ 3 次。部分宝宝通过保守治疗，可以治愈。无效时再考虑泪道冲洗或泪道探通，成功率高。

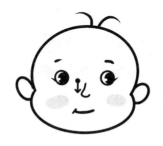

沿鼻根向鼻翼方向由上向下按摩

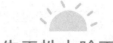

# 先天性上睑下垂

　　宝宝刚出生时，有的新手爸妈可能会发现自己家的孩子总是不大睁眼睛，总好像没睡醒。爸妈认为也许长大一点儿就好了，可等长大一点儿，还觉得孩子眼睛有问题，此时应该找医生看一看。

　　当发现宝宝眼睛睁不大的时候，家长可能要考虑是不是出现了上睑下垂。

　　先天性上睑下垂指上眼睑部分或者全部遮盖视轴的情况。如果上眼睑遮盖角膜超过 2 毫米，通俗地说就是"上眼皮抬不起来"，则可诊断为上睑下垂。先天性上睑下垂的发病机制主要是孩子先天性肌肉力量发育不良。

　　上睑下垂除了影响美观之外，还会因下垂的眼睑遮盖视轴，影响孩子的视力发育。对宝宝来说，视轴被遮盖会引发弱视。虽然先天性上睑下垂在儿童中导致弱视的发病率并不是很高，在上眼睑未完全遮盖瞳孔的情况下，发生弱视的概率仅为 10% 左右，但由于弱视的后期治疗较为复杂，因此上睑下垂要引起家长的充分重视。

对于先天性上睑下垂,是不是手术越早越好呢?

答案是否定的。手术时机要根据眼睑下垂的程度和宝宝的年龄来决定。

1.先天性上睑下垂患儿应当在1岁左右时接受评估,如果评估其弱视发生风险较高,则可选择贴胶条或者遮盖健眼的方法强迫患儿使用患眼,防止弱视发生。

2.手术开展得过早容易复发,过晚则会对患儿心理发育造成过大的影响,综合考虑一般会在学龄前如3岁时实施手术。

3.对于本身视力无问题、心理发育受影响较小的患儿,也可以等到患儿能够耐受局部麻醉时再进行手术,以获得更佳的手术效果。

所以当发现上睑下垂的相关症状时,建议家长及时带孩子就医,并根据医生建议选择手术时间。

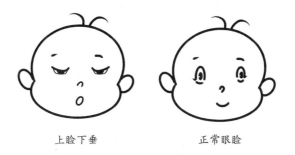

上睑下垂　　　　　　　正常眼睑

# 不可忽视的儿童"白瞳症"

自然光线照射下，正常情况的瞳孔是没有反光的，即黑色。白瞳症指儿童瞳孔区（黑眼仁）出现白色反光，是一种异常表现。很多疾病都可引起白瞳症。家长一旦发现，应及时到正规医院眼科就诊治疗，延误治疗可导致严重后果。

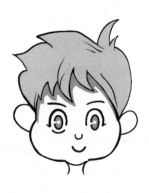

白瞳症

当我们夜间使用闪光灯照相时，会出现"红眼"现象，这与白瞳症是完全不同的。"红眼"是由于夜间瞳孔放大，闪光灯照射到人眼的时候，反射出视网膜红光，是一种正常现象。而白瞳症是在自然光线下观察瞳孔，可看到瞳孔区呈现白色或粉白色、黄白色反光。

下面简单介绍可引起白瞳症的眼病。

## 1 视网膜母细胞瘤（RB）

视网膜母细胞瘤是婴幼儿时期眼内常见的恶性肿瘤，发病率为 1/17000，三分之二的患儿在 3 岁之前发病。该病有家族遗传史，可单眼发病或双眼先后发病，视力严重受损，控制不及时易发生颅内及远处转移而危及生命。

> 视网膜母细胞瘤外观上能看见的就是瞳孔区白色反光，就诊时医生会进行眼部超声、眼CT、眼MRI等检查以确诊。治疗常采用激光光凝、冷凝、放疗、化疗、基因治疗等综合疗法，力争保住眼球。对于转移风险高，肿瘤超过眼球 1/2 且上述治疗效果差时，应考虑眼球摘除治疗。

## 2 早产儿视网膜病变（ROP）

早产儿视网膜病变常发生于早产儿或低出生体重儿，是由于出生后视网膜不能正常发育引起的一种致盲性眼病，早产儿高浓度吸氧可增加患病风险。不是所有的 ROP 患儿都需要治疗，轻度 ROP 可观察，常能自行消退。严重的 ROP 需要手术或激光治疗。急进性 ROP 病情发展十分迅猛，可能短短几天便从稳定期迅速恶化，需立即手术治疗。

《中国早产儿视网膜病变筛查指南（2014）》节选

1. 出生孕周和出生体重的筛查标准

（1）对出生体重<2000g，或出生孕周<32周的早产儿和低体重儿，进行眼底病变筛查，随诊直至周边视网膜血管化；

（2）对患有严重疾病或有明确较长时间吸氧史，儿科医师认为比较高危的患者可适当扩大筛查范围。

2. 筛查起始时间

首次检查应在生后4～6周或矫正胎龄31～32周开始。

……

7. 终止检查的条件：满足以下条件之一即可终止随诊：

（1）视网膜血管化；（2）矫正胎龄45周，无阈值前病变或阈值病变，视网膜血管已发育的Ⅲ区；（3）视网膜病变退行。

ROP 的预后与治疗时机密切相关，及时治疗预后良好，但早期患儿没有明显特征，所以常常不易被家长察觉。一旦错过治疗时间，甚至等到出现"白瞳症"才开始治疗，往往预后极差，甚至失明。因此，ROP 早发现、早治疗十分重要，我国出台了针对 ROP 筛查指南，如果宝宝出生后医生告知家长需带孩子定期做眼科筛查，请务必重视。

## 3 永存性原始玻璃体增生症（PHPV）

永存性原始玻璃体增生症多发于足月产儿，男性多见，90%单眼发病，是出生时原始玻璃体（眼内的一个组织）未退化引起的病变。婴幼儿表现为白瞳症，黑眼仁扩大、凸出（类似牛眼），眼球萎缩等。如果早期发现，及时手术治疗，术后屈光矫正，必要时弱视治疗，预后良好，但病情严重的患者视力并不能恢复到正常水平。

## 4 先天性白内障

先天性白内障是指出生就存在或出生后逐渐形成的晶状体混浊，可由先天遗传或发育障碍引起。该病是常见的儿童眼部疾病，病程缓慢。由于患儿年龄小不会诉说，故不易被发现，常常因家长发现白瞳症才就诊。如果治疗不及时，可导致弱视甚至失明。该病越早发现，越早治疗，效果越好。婴幼儿在出生后 2 个月即可行白内障手术治疗，如超过 6 个月未行手术治疗，会导致眼球不可逆损害。2 岁左右可行人工晶体植入术治疗，对于单眼的先天性白内障，人工晶体植入术可提前到 1 岁左右。由于患儿处于视觉发育的关键时期，手术后及时屈光矫正，并进行弱视训练是视觉恢复的关键。

## 5 外层渗出性视网膜病变（Coats 病）

外层渗出性视网膜病变多发于男性青少年，是一种先天性的眼底疾病。本病早期不易发现，很多孩子直至出现视力显著下降、白瞳症或外斜视才就诊。本病可使用糖皮质激素等药物治疗，严重者行玻璃体切除手术可保存部分视力。

## 6 感染性眼内炎

儿童感染性眼内炎多有眼部外伤史，多由开放性眼外伤所致，应及时手术治疗。

总之，儿童白瞳症是不容忽视的眼部体征，一旦发现应及时前往正规医院眼科就诊，针对病因进行治疗，并长期随访。早诊断、早治疗，多可获得较满意的疗效，如延误治疗可导致不可逆损害，影响孩子一生的健康。

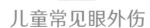

# 儿童常见眼外伤

儿童眼外伤是常见小儿眼病，发生后可损害儿童视功能，同时影响儿童身心发展，对孩子、家庭、社会都造成巨大损失。

儿童好动，喜欢打闹，好奇心强，喜欢模仿，缺乏自我保护意识和防范能力，对各种危险没有生活经验，加之有些家长没有精力细心看护孩子或一时疏忽，看护不到位，导致儿童较成人容易遭受眼外伤。对于眼外伤，预防非常重要。家长要提高防范意识，也应加强对儿童的安全教育，使他们懂得自我保护和爱惜眼睛。

从临床常见儿童眼外伤看，生活中需要注意以下几点：

1. 孩子玩耍的环境要去除危险因素，比如有尖锐物品、有棱角的地方，容易让孩子绊倒、摔倒的物品，防意外摔倒碰伤眼睛。

2. 不要让孩子手中拿着筷子、玩具等，或者胸前挂有尖锐端的玩具、饰物等跑跳打闹，活动中有尖锐物品可能刺伤眼睛。

3. 远离烟花爆竹等易燃易爆危险品，尤其不能独自燃放烟花爆竹。

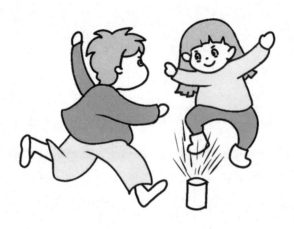

不要让孩子独自燃放烟花爆竹

4. 远离刀、剪、针等物品及强酸、强碱等腐蚀性强的化学物品。

5. 孩子的玩具也可能隐藏危险，在临床上曾有玩具子弹枪、水弹枪伤眼的情况。

6. 光损失：孩子盯着激光笔、紫外线灯，不戴防护镜看日食等均会伤眼，尤其黄斑损伤不可逆。

7. 眼部钝挫伤：打球、跑动、做游戏等时候要注意保护眼睛，避免撞击到眼球。

一旦孩子眼睛发生外伤，家长应立即送孩子到附近专业医院就诊，切勿凭经验自行处理，延误治疗。

如遇到化学物品溅入眼内，应立即就地取材，用大量流动水（矿泉水、自来水均可）冲洗眼睛 10 分钟以上，如溅入眼中的是强酸或强碱等化学物品，可持续冲洗 30 分钟。第一时间冲洗非常重要，冲洗后立即送医。

　　如遇开放性眼外伤，比如眼球破裂，有黏黏的组织从眼内流出或黏附在眼皮上，切勿擦拭！眼内组织很黏，擦拭可能会牵拉出更多的眼内组织。不要挤压、揉搓眼球，更不要用手或毛巾用力"捂住"眼球，对破裂的眼球施压可能会让闭合的创口再次开放。

　　如有大量眼内组织脱垂出眼睑外，可以用干净的纸杯的下半部分或类似的物品扣在眼周，将眼睛简单保护起来，并尽快送医。

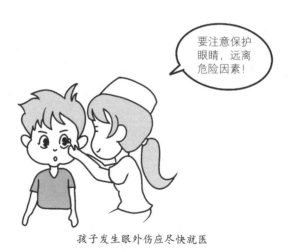

孩子发生眼外伤应尽快就医

如果是单纯的眼睑皮肤裂伤，持续流血，可以压迫止血（压皮肤，不要压眼球）。若眼睑遭受外伤流血，一般持续压迫 5 分钟，多数能止血。当然，按压的同时要尽快送医。

总之，眼外伤的预防极其重要，家长应教育孩子从小爱护眼睛。